L'Autodiscipline Quotidienne

Guide du débutant pour apprendre à développer les habitudes a la discipline d'exercice et atteindre tes objectifs (Livre en Français / Self-Discipline French Book)

Par *Freddie Masterson*

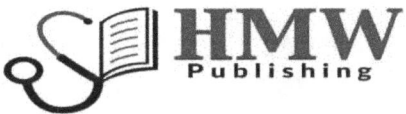

Pour d'autres excellents livres visitez :

HMWPublishing.com

Téléchargez un autre livre gratuitement

Je tiens à vous remercier d'avoir acheté ce livre et vous offre un autre livre (tout aussi long et utile que l'est ce livre), « Erreurs de santé et de remise en Forme. Vous en faites sans le savoir », totalement gratuitement.

Visitez le lien ci-dessous pour vous inscrire et le recevoir :
www.hmwpublishing.com/gift

Dans ce livre, je vais vous indiquer les erreurs de santé et de remise en forme les plus courantes, que probablement vous commettez en ce moment même, et je vais vous révéler comment vous pouvez facilement obtenir une meilleure forme dans votre vie !

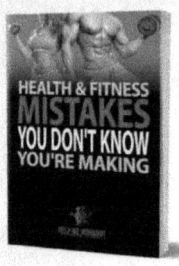

En plus de ce cadeau utile, vous aurez aussi l'occasion d'obtenir nos nouveaux livres gratuitement, de concourir pour des cadeaux et de recevoir d'autres e-mails utiles de ma part. Encore une fois, visitez ce lien pour vous inscrire : www.hmwpublishing.com/gift

Table des matières

Introduction   **8**

Chapitre 1. Écarter les barrages routiers........... **14**
- 1. Procrastination 18
- 2. Distractions 22
- 3. Manque de motivation 25

Chapitre 2. Des objectifs SMART ! **28**
- 1. Spécifique 29
- 2. Mesurable 30
- 3. Atteignable 32
- 4. Réaliste 33
- 5. Temporellement défini 35

Chapitre 3. Renforcer votre endurance et votre tolérance **38**
- 1. Apprivoisez votre ego 41
- 2. Avoir un objectif quotidien 43
- 3. Enrichissez-vous 44
- 4. Apprenez à dire « Non » 45

Chapitre 4. Exploiter la puissance de la responsabilisation **48**

1. Apprenez à connaître votre rôle 52
2. Entraînez-vous à être mature.................................. 54
3. Soyez rationnel 56
4. Soyez constamment motivé 58
5. Aller de l'avant.. 60

Chapitre 5. Visualisez les récompenses à long terme.. 64

1. Prenez le temps d'énumérer les choses que vous désirez.. 67
2. Peser les récompenses... 69
3. Invitez-vous tous les jours...................................... 71
4. Construisez vos rêves 74

Chapitre 6. Se relever efficacement des glissades 77

1. Ignorer le problème 80
2. Apprenez de vos erreurs... 83
3. Tout va pour le mieux... 85
4. Construire une base émotionnelle efficace 88
5. Se tourner vers la spiritualité 90

Chapitre Bonus. Apprenez à connaitre la vraie vie de la Fitspiration 95

« Pensez aux conséquences si vous ne faites rien. »... 96

« L'ambition est comme une dépendance. Une fois qu'elle est en vous, votre corps en a besoin ». 97

« La discipline c'est de choisir ce que vous voulez et ce que vous ne voulez plus. » 97

Mots de la fin **99**

À propos du co-auteur **101**

Introduction

Tout être humain sait ce qu'il veut. Chacun de nous a un objectif à atteindre et un objectif à accomplir. Cela fait partie de la vie. Du plus petit enfant jusqu'à l'esprit d'un vétéran des plus expérimenté, les gens sentent que quelque chose peut leur donner le sens réel et la signification de leur l'identité. Mais avec cette reconnaissance, nous devons également prendre en note les nombreux défis lancés sur notre chemin.

Nous ne pouvons pas contrôler la façon dont les choses se passent. D'une façon ou une autre, nous devrons faire face aux incertitudes de la vie qui nous font froncer les sourcils, que ce soit de marcher sur une gomme mâchée et collante ou que ce soit de perdre un appartement après un terrible incendie. Mais dans de nombreux cas, les circonstances comme celles-ci ne sont pas les seules choses qui peuvent vous abaisser. La plupart du temps, vous devenez vous-même la raison de vos échecs, et ce n'est pas quelque chose que vous devriez laisser faire.

Le fait est que les gens qui accomplissent de grandes choses ne doivent pas leur succès à la chance, mais à la capacité de contrôler leurs désirs et de vouloir plus que ce qu'ils ont actuellement. Les succès et les échecs ne devraient pas être basés sur la fortune ou l'absence de celle-ci parce qu'ils sont plutôt liés à la façon dont nous vivons suivant notre autodiscipline.

La plupart des gens ne le réalisent pas, mais ils possèdent un manque d'autodiscipline dans les choses qu'ils cherchent à accomplir. Par exemple, les gens qui ont des objectifs de perte de poids peuvent finir par manger encore de la malbouffe (autrement dit tricher) si elles pensent que manger une petite chips de pommes de terre ne vas pas la conduire tout à coup à en prendre beaucoup plus. Un autre exemple sont les fumeurs qui continuent à faire des promesses d'arrêt de leur habitude, puis qui retombent dedans après quelques jours sans nicotine dans leurs poumons. Les étudiants eux-mêmes ont besoin de plus de pratique dans le maintien de leur autodiscipline, en particulier lorsqu'ils étudient pour des examens et pour réaliser à temps un projet.

Il est prudent de dire que l'autodiscipline est un facteur important qui définit notre sérieux pour atteindre les objectifs que nous désirons. Ils peuvent parfois devenir un défi encore plus important à franchir, car le plus grand ennemi auquel nous devons faire face, c'est nous-mêmes.

Il y a un semblant de vérité à ce mantra. C'est encore plus vrai pour beaucoup de ceux qui semblent échouer à atteindre leurs objectifs. Ceci parce qu'ils n'osent pas discuter avec eux-mêmes sur une question aussi triviale.

Bien que ce livre ai pour titre « Apprendre l'autodiscipline ». La plupart, sinon la totalité, des stratégies et des informations qui vous seront partagées peuvent être appliquées à tous les aspects de votre vie afin de rester concentré et discipliné vers vos objectifs. Continuez de le lire pour découvrir comment vous pouvez commencer à mettre en œuvre des stratégies et thèses puissantes pour vaincre tous vos obstacles et réaliser vos rêves.

Aussi, avant de commencer, je vous recommande **vous joindre à notre bulletin électronique** pour recevoir les mises à jour sur les nouvelles versions de nos livres ou les promotions à venir. Vous pouvez vous y inscrire gratuitement, et en prime, vous recevrez un cadeau gratuit : Notre livre « Erreurs de Santé et de Remise en forme, vous en faites sans le savoir » ! Ce livre a été écrit afin de démystifier, d'exposer le faire et ne pas faire et enfin de vous donner les informations dont vous avez besoin pour obtenir la meilleure forme de votre vie. En raison de la quantité énorme de mésinformation et de mensonges proférés par les magazines et les auto-proclamés « gourous », il devient de plus en plus difficile d'obtenir des informations fiables pour être en forme. Plutôt que d'avoir à passer par des dizaines de sources biaisées, peu fiables voir non fiables pour obtenir vos informations de santé et de remise en forme. Tout ce dont vous avez besoin pour vous aider a été indiqué dans ce livre pour vous aider facilement à suivre, à obtenir immédiatement des résultats et à atteindre vos objectifs de fitness souhaités dans le plus court laps de temps.

Encore une fois, joignez-vous à notre bulletin électronique gratuit et recevez une copie gratuite de ce livre utile, s'il vous plaît visitez maintenant le lien d'inscription suivant :

www.hmwpublishing.com/gift

Chapitre 1. Écarter les barrages routiers

Vous commencez la journée en vous disant : « Je vais faire de grandes choses importantes. » Une fois que vous faites votre lit et que vous continuez les rituels du matin avec un petit déjeuner copieux et une belle tasse de café, vous vous aventurez dans le monde avec un sens d'émerveillement renouvelé. Cela arrive tous les jours. Votre partez travailler dans une ambiance optimiste, et vous vous attendez à ce que les choses aillent comme vous le voulez. L'imprimante fonctionne correctement, vous disposez d'un lot de crayons bien affûtés, et votre esprit est maintenant en mode sérieux, avec la perspective d'obtenir la promotion que vous méritez pour votre vigoureux travail.

La journée prend soudainement une autre tournure et vient briser votre rêve comme une voiture de course hors de tout contrôle. Vous avez été appelé par votre patron qui vous a dit que votre performance n'est pas assez bonne. Vous lui demandez comment ça se fait, mais il ne donne qu'un geste vague visant à votre incapacité apparente à comprendre. Vous savez que vous avez travaillé si laborieusement depuis quelques mois, mais pourquoi colporter l'idée que vous êtes un plouc paresseux ?

Vous sentez que vous ne le méritez pas et vous avez cette image comme un poing planté sur le visage de votre patron. Mais là encore, quelque chose viens vous frapper. En revenant sur les dernières semaines, vous réalisez que vous avez fait un travail médiocre pendant tout ce temps-là, et que ce qui se passe dans le bureau du patron a tout d'un coup un sens.

Donc, vous voyez, des choses comme cela se produisent presque tous les jours parce que les gens sont enclins à attendre le meilleur d'eux-mêmes. Nous avons des objectifs précis à accomplir, et nous prenons à cœur de les atteindre.

Là encore, nous rencontrons plusieurs obstacles le long de notre chemin. Leur seul but est de nous empêcher d'atteindre le point B. Votre patron a probablement décelé le rendement médiocre que vous avez fourni et a attiré votre attention. Vous êtes essentiellement ce qu'il appelle un fainéant, un travailleur qui incarne le genre d'attitude décontractée contrevenant à la culture de bureau. En un mot, vous êtes ce qu'il appelle « inefficace ».

Et cette vérité est un coup au cœur et à l'ego. Alors, qu'est-ce qui a mal tourné ? Vous sentiez que vous aviez fait un excellent travail, mais votre excès de confiance va au-delà du travail réel que vous donnez.

L'un des plus grands obstacles à la réalisation d'une vie bien équilibrée et disciplinée est la bravoure. Et il y a d'autres raisons identiques, qui cherchent toutes à présenter des promesses de confort, mais qui fournissent des raisons de mettre la perspective d'atteindre vos objectifs à risque.

Beaucoup de gens nient généralement d'être un procrastinateur ou un travailleur paresseux, mais c'est parce qu'ils se concentraient davantage sur les résultats que sur leur mise en œuvre. C'est ce que la plupart des individus ne réalisent pas. Rien ne se réalise vraiment jusqu'à ce que vous vous apprêtiez à le faire. Mais quand il surgit plusieurs obstacles sur le long du chemin, que doit-on faire ?

Essayons de disséquer ces obstacles et de fournir les actions appropriées à prendre pour traiter ces problèmes :

1. Procrastination

Faisons-y face. Nous avons ce don de nous mettre hors d'une tâche. C'est comme une maladie qui continue de hanter les bureaux et les salles de classe.

La procrastination est une condition qui se manifeste maintes fois et qui fait encore obstacle à toute démarche de progrès. Dans les faits, nous pouvons toujours nier un problème, le regarder en haussant les épaules, et nous dire que nous avons assez de temps pour terminer. Mais quand la date limite se rapproche, nous nous trouvons dans une situation qui nous engloutit peu à peu avec le regret et notre santé mentale qui se perd dans les limbes. Travailler à la dernière minute est ce que la plupart des gens préfèrent, en disant que c'est un moyen naturel de prendre la vie moins au sérieux, jusqu'à ce qu'ils réalisent la peine que cela amène en utilisant cette logique.

C'est vrai. Cependant, les succès n'apparaissent pas toujours de nulle part. Ils doivent venir de quelque part, et ce quelque part est notre capacité à passer à l'action. Donc, si vous êtes sérieux sur le sujet de mener une vie pleine d'opportunités, vous devez d'abord comprendre l'importance de « faire » plutôt que d'attendre.

Nous savons tous les effets de la procrastination, et il est difficile d'y répondre efficacement. Cela vient du fait que nous nous efforçons toujours à aller vers une route confortable pour consolider notre vie, mais cette notion ne va pas bien avec de nouvelles règles.

Notre société d'aujourd'hui est gouvernée par la permanence d'une action instantanée. Nous voulons que les choses se passent vite. Nous avons une technologie qui évolue chaque année. Les goûts des personnes pour les smartphones et leurs changements de coques plastique évoluent et changent, ce qui oblige les entreprises à prêter attention à ces exigences dans l'intérêt de se maintenir à flot.

Et il n'y a aucun doute, la procrastination est le compagnon de chambre de la médiocrité. Les deux partagent une indifférence au travail et travaillent à développer cette indifférence. Puisque vous ne pouvez pas gagner quoi que ce soit en les ayant autour, il ne serait logique de les chasser hors de la maison pour notre bien.

Et que pouvons-nous faire à ce sujet ? C'est juste une simple question de regarder au-delà du présent. Un but n'est rien qu'un mirage si vous restez assis sur le sable, alimenté par l'espoir d'avoir l'image d'une oasis devant vous. Vous avez besoin de vous lever et d'aller vers elle pour l'atteindre jusqu'à ce qu'elle disparaisse dans un nuage de sable brisant vos rêves.

2. Distractions

Une autre chose à surveiller est votre incapacité à vous concentrer sur une tâche. Tout comme les atermoiements, les distractions cherchent à vous empêcher d'accomplir ce qui doit être fait. Vous avez peut-être commencé un projet avec assez de vigueur pour vous en sortir, mais le fait que vous êtes vulnérable fait que perdez votre attention avec une vidéo YouTube. Par la suite, vous regardez plusieurs autres vidéos, et perdez le temps précieux que vous deviez consacrer à un travail.

Les distractions ne manifestent pas seulement comme une façade. Elles existent aussi sous d'autres formes plus complexes. Elles prennent la forme d'un concept. Par exemple, vous avez un objectif en tête et vous vous dirigez vers le poste de direction exaltant que vous vous imaginiez tout le temps quand vous étiez enfant. Cette seule pensée met votre esprit au travail. Vous devenez si désireux d'atteindre cet objectif, jusqu'à ce qu'un besoin particulier veuille quelque chose d'autre, comme par exemple d'aller vers un environnement de travail plus détendu, cela apparaît soudainement et interfère avec vos tâches quotidiennes. Parce que ce concept imprègne votre esprit, vous perdez progressivement la prise avec votre objectif initial, et cela vous oblige en fait à travailler au-delà de vos limites pour l'atteindre. Vous êtes distraits du fait de prendre et de regarder plus sérieusement vos rêves.

Les échecs se développent à partir d'un tel scénario, et cela amene beaucoup trop de pensées. Les gens commencent alors à regretter d'avoir été distrait, et cherchent les techniques qu'ils auraient pu appliquer pour réduire au minimum les distractions.

C'est juste une simple question de se fixer un objectif et de s'y tenir comme si c'était la seule chose qui définissait votre vie. Le but fait ce que vous êtes, et si vous vous permettez de diverger du chemin qui vous y conduit, vous vous retrouverez assis seul à la croisée des chemins, vous demandant où aller.

3. Manque de motivation

Bien que les deux facteurs ci-dessus, vous amène vers le bas, le manque de motivation est quelque chose qui vous ôte toute volonté de devenir quelqu'un.

Tout le monde a quelque chose ou quelqu'un qui agit comme un contrepoids de trébuchet. L'analogie n'est pas du tout éloignée du fait qu'un trébuchet a besoin d'un plus gros bloc pour tirer une corde et lancer un boulet sur le mur d'un château. Bien sûr, plus il y a de contrepoids, le plus la charge utile se déplace vite.

Il est de bon augure pour la véritable motivation, quand nous avons assez de soutien de toute forme agissant comme un contrepoids, nous devenons plus confiants pour parvenir à ce que nous voulons. Rien n'arrête un homme motivé à obtenir ce qu'il veut.

Mais que ce passe t'il quand la motivation disparaît ? Pour cela, il suffit de regarder un navire sans voiles, à la dérive sans but dans une mer solitaire. Il est facile de dire que l'absence de motivation conduit à l'oisiveté, et cela est vrai, pour les personnes qui ont besoin d'une image dans leur tête pour mettre un sens à leur travail.

Tout le monde subit des moments où ils sentent qu'ils ne peuvent pas continuer de travailler parce qu'ils ne disposent pas d'un élément essentiel qui aurait dû leur donner le pouvoir de contrôler leur destin. Nous ne pouvons pas chercher plus loin qu'une solution pratique à la simple question de retrouver la motivation.

Cela peut être quelque chose ou quelqu'un, tant que cela vous permet de vous pousser vers l'avant, de faire les choses possibles, et en fin de compte, vous former à devenir plus qualifié et discipliné dans la tenue de votre propre navire.

Chapitre 2. Des objectifs SMART !

Tous ceux qui ont déjà fait l'expérience du management à un moment donné sont tombés sur le mot SMART.

Mais qu'est-ce que ce SMART à avoir avec l'ordinaire de Joe ?

Eh bien, le mot SMART est un acronyme pris comme principe de succès. Quoi qu'il en soit, nous travaillons, et cela doit être SMART. Cela doit avoir les qualités essentielles qui indiquent un travail de qualité et la perception du dévouement d'un but.

Maintenant, laissez-nous disséquer et découvrir ce que le mot SMART signifie réellement.

1. Spécifique

Laissons-nous faire face au fait que nous devons nous concentrer sur les choses qui comptent. Que ce soit la préparation d'un projet pour le travail ou la réalisation d'un travail personnel, nous avons besoin de mettre dans notre esprit la chose que nous voulons poursuivre. Pourquoi suivre une carte quand cela n'indique pas ce que vous recherchez ?

Dans de nombreux cas, les gens ont tendance à en prendre acte plutôt que de rendre claire l'idée même qu'ils veulent réaliser. Cela les amène à une quête infructueuse pour rien. Il est très regrettable pour certains d'exercer tant d'efforts et d'être insatisfaits à la fin. Rien ne compte vraiment quand on ne va pas au bout, c'est juste une question de diriger votre attention sur ce concept dans votre tête. Lorsque vous avez un projet, essayez de penser aux objectifs que vous souhaitez atteindre. Pensez-y d'abord, y aller suivra.

2. Mesurable

Dans les faits, les objectifs devraient avoir un caractère mesurable. Cela signifie que vous avez besoin d'un type de mesure qualitative et quantitative pour savoir de combien vous progressez et de combien vous régressez.

Tous les projets ne finissent pas obligatoirement comme prévu. Par exemple, lors du démarrage d'une entreprise, vous devez comprendre qu'il y a des variables impliquées dans les divers aspects de la gestion d'une entreprise. Vous devez calculer vos dépenses d'exploitation par rapport à vos bénéfices nets. Vous devez également comprendre les meilleures techniques de marketing pour attirer les clients. Et vous devez également suivre la croissance de l'entreprise au cours du temps. Cela vous permet dans une certaine mesure de contrôler comment fonctionne votre projet ou votre idée, de voir ce qui ne va pas avec elle et de mettre en œuvre les solutions appropriées pour l'améliorer.

La mesurabilité est donc cruciale si vous voulez connaitre le succès d'un projet ou d'une idée qui vous traverse l'esprit.

3. Atteignable

Dans tous les aspects de la réalisation d'une idée importante ou d'un concept, vous avez besoin d'évaluer dans quelle mesure un effort serait réalisable.

Par exemple, une idée d'un produit utile et commercialisable vous frappe, et vous définissez un schéma pour rendre cette idée réelle. Habituellement, vous allez vouloir utiliser les nombreux appareils qui peuvent vous aider à y parvenir. Donc, vous filtrez ce qui fonctionne le mieux de ce qui ne fonctionnera pas du tout.

Cependant, il y aura des moments où rien ne semble se rapprocher d'une solution viable pour achever l'idée initiale. Dans ce cas, le problème ne réside pas dans le choix des stratégies, mais dans l'idée initiale elle-même. Par conséquent, vous serez amené à modifier l'idée initiale pour la rendre plus en phase avec certaines limites.

Et c'est précisément l'essence de ce principe. Vous pouvez apprendre d'un vieux mantra, « Connais-toi toi-même. »

4. Réaliste

En plus de savoir ce qui doit être atteint dans la poursuite d'un projet, vous devez savoir s'il verra ou non la lumière du jour. Plus important encore, vous devez savoir si cela demandera un effort qui peut être maintenu sur le long terme.

Le réalisme est vital. Les gestionnaires savent qu'aucun projet et qu'aucune proposition ou idée dans l'histoire de l'activité humaine n'a jamais été parfaite. Il y aura des défauts et, dans des aspects les plus cruciaux, il y aura des facteurs et des obstacles dans le monde réel. Nous devons reconnaître le fait que les projets ne sont pas toujours parfaits quel qu'en soit le sens, nous avons donc besoin de les modifier et de les changer en fonction de ce que nous pouvons atteindre. Nous devons nous poser et être réaliste. Nous ne pouvons pas simplement faire l'étalage d'une idée et dire aux gens que c'est la meilleure idée que nous avons eue. Nous devons d'abord comprendre les éléments matériels et empiriques en jeu dans la réalisation d'un projet, objectif ou idée.

5. Temporellement défini

La planification, à certains égards, doit respecter un calendrier. Malgré l'importance de mettre l'accent sur la qualité et la mesurabilité, nous devons aussi comprendre qu'un plan a une durée de vie. Il faut placer une date cible spécifique pour son accomplissement.

Un projet n'a pas une tendance sérieuse à se compléter quand le peuple derrière n'a pas un délai qui les motive. Mis à part le fait que cela surveille l'achèvement d'un projet, un calendrier garantit également qu'un projet vas dans la bonne direction, étape par étape. Nous ne pouvons simplement pas bâcler les efforts importants que requiert un livre ou une invention. Nous ne pouvons pas nous permettre même de remettre à plus tard et de mettre en dehors d'importants travaux parce que « l'inspiration vient en lots. » Nous devons comprendre que nous devons être plus organisé en termes d'utilisation du temps, que cela est comme un élément essentiel pour le bien d'un projet.

Avec le SMART à l'esprit, vous avez besoin de développer un sens aigu pour trouver les moindres détails au sujet de votre idée. Puis, en utilisant des critères, de vérifier si l'idée est conforme à chaque rubrique individuelle. Une fois satisfait de ces indicateurs, alors vous pouvez être sûr que l'idée va être plus proche de la réalité.

Le chemin vers l'autodiscipline n'est pas seulement d'afficher la motivation et les livres d'auto-assistance. Cela concerne plus l'utilisation du matériel actuel et des ressources du cerveau que vous devez faire pour que les concepts dans votre tête viennent à la vie.

Donc, avant de vous attarder sur le type de résultats que vous voulez atteindre, commencez d'abord en analysant ce qu'il faut faire et ce qu'il faudra faire pour avoir quelque chose qui soit utile et efficace. En utilisant le modèle SMART, vous deviendrez plus sage pour prendre les décisions cruciales qui vous mettent à l'action et qui font une différence.

Chapitre 3. Renforcer votre endurance et votre tolérance

Le fait est que la question de l'autodiscipline ne vient pas à la naissance. Elle est toujours enseignée, pratiquée, appliquée et améliorée. En tant qu'êtres humains, nous traversons une myriade d'expériences que nous vivons dans notre vie. Et à chaque fois, les gens acquièrent de nouvelles connaissances dont la valeur se réalise souvent dans des situations uniques et particulières.

Notre passé règle notre conduite. Cela signifie que chaque petite chose que nous faisons quelles qu'en soient les conséquences qui en découlent, c'est ce que notre passé tente de ressusciter. Nous sommes toujours redevables de nos histoires personnelles, elles nous sont tellement liées que nous ne pouvons jamais rompre complètement avec leur présence.

Et cela est souvent vu comme une faiblesse chez la plupart des gens de nos jours. Parce que les situations passées le dictent, cela ne signifie pas que le résultat de cela conduira à une fin positive. Parfois, cela nous désactive des réels progrès.

L'autodiscipline est un projet d'autodéveloppement. Et nous entendons par développement, un processus qui consiste à renforcer nos capacités et à affaiblir les fondements mêmes de l'échec.

Maintenant, en ce qui concerne l'autodiscipline, nous devons mener notre esprit vers l'amélioration de la manière même de ce que nous pensons des choses. D'un point de vue plus large, nous avons besoin de comprendre ce qui nous rend plus forts et plus capables de faire face aux situations mêmes qui nous rabaissent. L'endurance est critique, de plus dans le contexte de l'autodiscipline, c'est quelque chose qui nécessite une longue pratique.

Apparemment, peu de gens sont capables d'endurer des distractions durables et des autres éléments qui nous empêchent de réaliser nos objectifs. Et ce qu'ils ratent, c'est le fait qu'ils peuvent s'en libérer simplement en pensant positivement et en utilisant les techniques qui suivent pour se préparer à être plus disciplinés dans tout ce qu'il cherche à accomplir.

1. Apprivoisez votre ego

La plupart du temps, nous ne pouvons pas empêcher de laisser notre ego perdre, surtout quand on se sent comme lui, menacé par quelque chose d'aussi trivial qu'une remarque insultante. En tant qu'êtres humains, nous ne pouvons pas nous empêcher de sécuriser notre réputation. Cela vient des siècles de traditions et de coutumes qui ont finalement mené à la formation de conventions sociales dictant qui a le pouvoir et qui n'a pas. Nous sommes, pour la plupart, en quête d'une relégation pour un statut supérieur.

Parfois, cela devient un obstacle bloquant la route à un grand succès. La plupart d'entre nous se sentent habilités. Nous nous efforçons au meilleur de nous-mêmes. Nous connaissons notre valeur, et nous savons que nous devons nous en rendre compte. Ainsi, quand une occasion vient à notre rencontre, cela donne instantanément un grand coup de pouce à notre ego. Nous pensons à la façon dont nous sommes meilleurs que les autres, et nous devons nous le prouver sans cesse. Mais parfois, les gens ont tendance à ignorer leurs limites. Quand on nous donne une tâche, nous avons tendance à faire un travail bâclé à ce parce que nous pensons que nous ne le méritons pas. Si bien que cela agit comme c'était un triomphe émotionnel, cela donne en fait une mauvaise impression de vous. Et c'est là que vous devez commencer à vous réévaluer.

Commencez par connaître vos limites et savoir à quoi vous êtes bon. Plus important encore il ne faut pas trop se concentrer sur la tâche en soi. Mais mettre l'accent sur la façon dont vous allez la finir plutôt que de traiter votre ego comme s'il était plus important que tout. Après cela, essayez d'être plus attentif en ce qui concerne la tâche. Terminez ce que vous devez faire, car cela vous offre aussi l'occasion de développer non seulement votre réputation, mais aussi votre intelligence émotionnelle.

2. Avoir un objectif quotidien

En ce qui concerne la réussite, le renforcement progressif vers la réalisation d'une mesure pour un accomplissement quotidien est proche de vous améliorer.

Tous les jours, dès le moment ou vous vous réveillez, mettez votre esprit en mode travail tout de suite. Planifiez votre journée en avance et, le plus important de tout, fixez-vous un objectif à atteindre dans la journée. Que ce soit un nombre de rapports que vous devez faire ou l'étape d'un projet sur lequel vous travaillez, une fois que vous avez quelque chose à regarder en avant, vous pouvez être confiant que vous avez mis votre journée dans la bonne voie.

3. Enrichissez-vous

Une façon de développer l'endurance, c'est de ne pas de subir une myriade de défis les uns à la suite des autres. C'est également d'apprendre à prendre une pause. Nous avons besoin de temps de repos parce que, eh bien, nous ne sommes pas des robots dépourvus de tout sentiment de fatigue.

Les loisirs sont votre temps de ressourcement, mais vous devez en profiter pour enrichir votre esprit et votre mental. Plongez-vous dans un bon livre ou, si vous n'êtes pas quelqu'un de littéraire, alors vous pourriez aussi bien regarder des vidéos éducatives sur YouTube qui peuvent vous fournir une source d'inspiration.

Rappelez-vous : Nous pouvons être motiver pour n'importe quoi, même des endroits les plus improbables. Soyez toujours inspiré.

4. Apprenez à dire « Non »

Une chose difficile à faire, c'est de savoir dire « Non ». Manifestement, la plupart des gens suivent certaines conventions sociales à divers degrés qu'ils étendent vers d'autres aspects de leur vie.

Dire « non » est quelque chose que nous semblons fuir, avec l'idée que nous serions marqué comme arrogant ou grossier si nous le faisions. Mais ce que la plupart des gens ne réalisent pas, c'est que de dire « non » est la marque d'un esprit mature. Bien sûr, nous disons oui à des choses, mais dans des situations particulières où cela est une option viable. Mais quand vous avez une envie de dire non à une idée que vous ne sentez pas, être en désaccord devient une nécessité.

La sincérité est ce qui manque en effet de nos jours car les gens refusent de parler de peur d'être isolé. Mais une vie remplie d'action et même une vie disciplinée se doit d'avoir cet élément de résistance aux préoccupations pures.

Donc, la prochaine fois que vous êtes confronté à une idée que vous pensez mauvaise, essayer de laisser échapper ces trois lettres. En fait, il n'y a vraiment rien grossier à ce sujet car c'est votre propre façon de dire que « cela a besoin d'une amélioration ».

Ultimement, l'utilisation de cette idée peut vous rendre encore plus émotionnellement préparé à le prendre sur vous-même. Comme dans le cas de beaucoup de gens qui réussissent, la maturité vient quand vous apprenez à former votre esprit à être en pleine confiance sur le fait de rester concentré sur ce qui est à faire, et d'être pleinement conscient de ses propres capacités.

Chapitre 4. Exploiter la puissance de la responsabilisation

Visiblement, tout ce que nous faisons est destiné à un objectif spécifique, et pour atteindre cet objectif, nous devons comprendre exactement ce que cela prend pour commencer, continuer, et finir.

L'essentiel de l'autodiscipline est plus ancré sur la formation de vous-même à devenir plus confiant et résolu dans votre prise de décision. Mais pas uniquement, l'autodiscipline cherche aussi à vous améliorer pour vous permettre de devenir proactif et prêt à relever les défis de la vie.

Peu importe le lieu où vous travaillez et quel type de travail vous accomplissez, vous avez besoin d'une certaine discipline pour faire des efforts sérieux. Autrement dit, vous avez besoin de réaliser en premier lieu la tache de démarrage, que ce soit à court terme ou à long terme, vous avez besoin beaucoup de sérieux de votre part.

Cela implique de savoir que vous avez un enjeu dans la tâche à accomplir. La création d'un projet et la supervision de son achèvement n'est pas seulement une question de faire quelque chose. Le plus crucial est le fait que vous le faites en raison des pressions de la responsabilité.

Nous définissons la responsabilité comme un élément qui nous colle à la tâche. Quand un patron ou quelqu'un d'autre nous donne une tâche, nous devons souligner le fait que dans une certaine mesure il y a une confiance en jeu.

Par exemple, lorsque le groupe se met à travailler sur un projet, les membres individuellement reçoivent des tâches spécifiques qui assurent la réalisation du projet. Peu importe la taille de la tâche, sa plus grande importance se manifeste lorsque le projet devient enfin une chose réelle. C'est pour cette raison que les gens devraient se concentrer sur la tâche qui leur a été donnée pour rendre le projet réalisable.

Est-ce que se s'appliquer aux projets individuels ? Bien sûr ! Le fait de cette question est que la construction d'une idée à partir de zéro à sa finalité dépend de la façon dont nous voyons et comment nos actions entrent dans le processus de réalisation à pleine valeur de notre travail.

La responsabilisation est donc un élément essentiel qui doit être reconnu comme une valeur dans la réalisation d'une tâche. Nous connaissons tous les différentes conséquences d'ignorer ce principe. En raison d'un manque du sens de la responsabilité, les gens ont tendance à aller dans un travail médiocre ou n'ont aucun intérêt à faire un effort pour remplir une tâche. Ceci, visiblement, conduit à la notion même de la paresse, et la paresse nous mène nulle part dans la vie. Cela a déjà été prouvé par des expériences que nous avons tous rencontrés en grandissant. Nous savons ce qu'il se passe lorsque nous refusons de faire un travail. Dans les activités de groupe où tout le monde a une chance égale de dire ce qu'il ou elle aime, nous aurions pu rencontrer de nombreux cas où nous pouvons subvertir nos responsabilités envers le groupe, croyant que quelqu'un d'autre serait capable de mieux faire la tâche que nous aurions prétendument due faire.

Donc, qu'est-ce qui rend un individu plus responsable ? Eh bien, en premier, nous devons comprendre les qualités de quelqu'un qui prend les choses au sérieux, en particulier les tâches qu'il ou elle est faite pour.

1. Apprenez à connaître votre rôle

Pensez-y : On ne vous donnera pas une tâche spécifique à remplir, sans savoir d'abord pourquoi on va vous la donner. Pour la plupart, la compréhension de la façon dont vous vous situez dans un effort de groupe devrait fournir un certain niveau de confiance. À long terme, vous êtes choisi pour une tâche parce que vous montrez à tous que vous êtes capable de le faire.

Connaître votre rôle vous fournit assez de perspicacité pour connaitre votre importance. Pourquoi avez-vous choisi en premier lieu ? Pourquoi vous ont-ils donné cette tâche ? Au cas où, quelqu'un d'autre pourrais t'il la faire ? Vraisemblablement, ces questions seules pointe l'idée que vous êtes bien adapté à la tâche et que vous avez confiance dans sa complétion. La responsabilité, par conséquent, commence lorsque la confiance est établie. N'essayer pas de la briser en disant des choses comme « je n'en suis pas digne » ou « Je ne mérite pas cette chose ».

Il y a des raisons pour lesquelles on vous fait confiance, vous feriez mieux de compléter la tâche ou bien votre crédibilité en prendra un coup.

2. Entraînez-vous à être mature

Dans certains cas, les gens ont tendance à minimiser l'importance de la responsabilité pour plusieurs raisons. Cependant, il n'y a pas de place pour un comportement immature lorsque vous êtes confronté à quelque chose d'aussi crucial qu'un projet d'entreprise ou qu'un nouveau produit commercialisable.

Cela ne veut pas dire que nous ne devrions avoir du plaisir dans tout ce que nous faisons. Toutefois, il existe toujours un élément de plaisir, même dans les choses sérieuses. Mais nous devons réaliser que la culture du travail moderne se caractérise par un sentiment de communauté et de conformité aux règles modernes. À cet égard, être mature dans les choses que nous faisons est non seulement une nécessité sociale, mais est aussi un facteur essentiel pour faire avancer les choses.

Un esprit mature est ce qu'il y a de mieux dans une situation et pour réaliser sa propre importance. Il vous met à travailler rationnellement pour tirer le meilleur parti de vous-même sur la tâche que vous avez actuellement. C'est dans ce sens que vous devez savoir quand le temps d'amusement commence et quand le sérieux et le dévouement rigoureux commencent.

Dans votre cas, travailler sur un projet demande ce dernier. Il y aura plus de temps pour les activités immatures après avoir passé au travers du projet. Prenez cela comme une forme de compensation.

3. Soyez rationnel

La plupart des gens ont tendance à agir avec les émotions plutôt que d'entendre le côté le plus raisonnable de leur cerveau pendant une tâche. Surtout quand vous faites partie d'un groupe qui se met à faire des progrès importants qui vont transformer une idée en réalité, vous devrez être en mesure de mettre vos meilleurs neurones au travail.

Les projets ayant échoué sont principalement le produit d'un ego mis à rude épreuve. Et nous savons tous ce qui se passe quand les egos sont blessés. Les réponses émotionnelles deviennent la voix principale, et à chaque fois que nos côtés émotionnels agissent, nous pouvons à peine écouter ce que la raison a à nous dire.

En termes de faire un vrai travail, nous avons besoin d'être objectif. Et par cela, nous ne devons pas laisser nos émotions vaincre notre capacité à penser clairement et raisonnablement. Etre objectif n'est pas être condescendant. C'est plutôt un moyen qui permet d'exprimer ses propres opinions sur l'achèvement positif d'une idée.

Lorsque vous êtes sur quelque chose, vous sentez que ce serait un grand témoignage de vos capacités de penser comme un être humain le ferait, être responsable n'est rien d'autre que vital. Parce que quand vous savez que vous êtes responsable de quelque chose, vous réalisez qu'il y aura des conséquences si vous ne le faite de manière correcte.

Invoquer le côté rationnel en vous et essayez toujours de voir l'importance d'utiliser vos prouesses intellectuelles en termes de création de quelque chose qui compte.

4. Soyez constamment motivé

Certaines périodes demandent de vous d'être toujours prêt à l'action.

Les personnes ayant des responsabilités le savent parce qu'elles savent à quel point elles sont précieuses pour mener à terme un projet ou toute entreprise d'ailleurs. Voilà pourquoi ils cherchent constamment de nouvelles façons de s'inspirer et de se motiver. De quelque façon que ce soit, ils ont toujours le don de chercher un exutoire efficace pour qu'ils puissent accomplir une tâche de la manière la plus efficace possible.

Ils trouvent toujours des moyens de s'enrichir, ce qui est une caractéristique d'une vie centrée sur la réussite et sur les progrès de l'amélioration personnelle. À long terme, le fait qu'ils soient motivés en permanence signifie qu'ils sont aussi sérieux quant à faire un travail de qualité. Au cours de toute entreprise humaine, il est impératif de mettre un peu d'importance sur la connaissance de ce qui vous fait avancer, puisque cela indique également que vous êtes sérieux dans vos responsabilités.

5. Aller de l'avant

Humain comme nous le sommes, nous ne pouvons pas nier le fait que nous pouvons avoir tort et parfois faire des erreurs. Dans de nombreux cas, nous pensons qu'une petite erreur est déjà assez de nous donner la mesure de la douleur d'un coup de pied dans le cul. C'est parce que nous sommes tellement épris en ayant toutes ces responsabilités au point de devenir conscient de chaque petite chose que nous faisons.

Mais les erreurs se produisent tout le temps, et il n'y a pas vraiment de chemin parfait vers la réalisation de quelque chose. Les plus grandes inventions du monde ont toujours été soumises à de nombreux défis, de la conception d'une idée à sa mise en œuvre. Mais le fait demeure que ces idées deviennent réelles de toute façon parce que les gens derrière eux s'efforcent de s'élever au-dessus de leurs erreurs et de trouver un moyen efficace pour résoudre chaque petit problème survenant sur leur chemin.

Les histoires de persévérance ont toujours été un sujet d'inspiration pour beaucoup. Ce qui semblait être un projet inconcevable s'est avéré devenir une chose réelle dans la vie des autres.

Donc, chaque fois que vous sentez que vous avez fait quelque chose de mal, ne pas plonger trop sur la façon dont vous avez fait une erreur. Prenez le temps de respirer et de trouver la bonne façon de passer à autre chose. Pensez toujours qu'il est possible d'échapper à une situation qui semble désespérée. Tant que vous avez une image de la chose que vous voulez réaliser, vous serez en bonnes mains. Il suffit de maintenir l'accent sur les choses qui comptent. vous dépoussiérer, accepter le fait que vous avez dégringolé, et de continuer à marcher. La destination est ce qui importe, et non le fait que vous avez fait une légère bévue.

Mettez-vous à l'esprit que la responsabilité est ce qui compte quand vous voulez faire un effort sérieux envers une tâche que vous avez à portée de main. Ne comptez pas sur les autres. Vous avez votre propre vous-même à vous soucier. Et avec cela, vous aurez à répondre de vous-même quand les choses tournent mal.

Chapitre 5. Visualisez les récompenses à long terme

Une chose est certaine, chaque fois que nous faisons un pas vers le long terme, nous allons être en mesure de profiter des douces et succulentes joies du succès.

Les gens sont plus motivés par l'idée même qu'ils vont récolter une quantité considérable de récompenses à la fin. Le travail est après une toute activité qui assure un retour à celui qui est sérieux dedans. Vous serez plus obsédés par un emploi sachant qu'il promet des avantages substantiels en retour.

Mais parfois, centrer notre motivation sur les récompenses peut être contre-productif. Ceci est parce que les gens ont une fausse idée comme quoi peut importer ce qu'ils font, cela entraînera la compensation de ce qu'ils veulent obtenir. Peu importe combien de travail et de cœur vous mettez dans une idée ou une tâche, aussi longtemps que vous le faites, vous êtes fondamentalement en sécurité. Mais dans presque tous les cas, cette notion se révèle un mensonge dans cette ère d'agitation pour de plus grandes opportunités.

Ce qui importe est maintenant, c'est comment vous définissez votre esprit `faire un succès et à mettre beaucoup d'efforts dans la construction d'une vie qui est vraiment celle que vous voulez. Ce que la plupart des gens ne perçoivent pas, c'est qu'ils ont tendance à se concentrer davantage sur les récompenses, se distrayant ainsi des activités réelles qui les mettent sur le chemin pour les atteindre.

Mais détrompez-vous. Il n'y a rien d'inamical à penser à récolter les fruits de vos travaux. C'est juste que la plupart des gens utilisent cette pensée dans le mauvais sens, ce qui va mal les orienter. Que faut-il faire est d'utiliser la pensée de gagner quelque chose du travail comme source d'inspiration, comme un ingrédient important qui vous pousse à tendre vers le meilleur de l'objectif.

Il n'y a vraiment rien de mal à visualiser les récompenses que vous voulez récolter. Vous avez seulement besoin de comprendre comment les utiliser comme catalyseur, comme une boisson énergisante proverbiale qui vous met toujours sur la route.

Pour ce faire, c'est une question d'autodiscipline bien sûr. Lisez les conseils ci-dessous pour vous rendre plus concentré sur la cible en vue pour atteindre les objectifs que vous définissez vous-même.

1. Prenez le temps d'énumérer les choses que vous désirez

Une façon de vous garder motivé est d'avoir une liste déjà prête de choses que vous voulez réaliser et de vous rappeler que vous ne pouvez pas accomplir ces choses sans un effort de votre part. Il est important de connaître les choses que vous voulez vraiment gagner car cela vous apprendra comment devenir plus proactif. Le travail acharné, après tout, récolte ce qu'il peut.

Pour cela, chaque fois que l'on vous donne une tâche, et que vous ne savez pas comment faire pour commencer, remplissez une liste de chose qui vont se passer une fois que vous serez parvenus à faire la tâche. Par exemple, si vous êtes chargé d'établir un rapport de l'entreprise en une semaine, pensez à l'impression que votre patron donnera une fois qu'il verra votre présentation ayant suivi le principe SMART.

Alors, pensez à la façon dont cette impression se transformera en approbation pour que votre travail soit reconnu et que votre patron finisse par considérer de vous donner une promotion. Une telle pensée devrait être suffisant pour vous faire travailler mieux et plus intelligemment.

Une fois que vous savez ce que vous gagneriez de la tâche, il sera plus évident pour vous de penser à des façons de tirer le meilleur parti de vous-même pour celui-ci.

2. Peser les récompenses

Il ne serait pas juste de peser les récompenses avant même de commencer l'achèvement de la tâche. Ce serait comme essayer de compter vos œufs avant leur couvée. Nous avons appris cette parole depuis que notre enfance, et vous savez, tout cela est logique ! Les choses peuvent ne pas tourner comme nous le voulons. Les attentes qui risquent de ne pas être atteintes, ne nous motivent pas dans la continuation.

Cependant, il y a encore quelque chose de bon à tirer de cet acte de peser les récompenses. Par exemple, en sachant les possibilités que vous pouvez obtenir si vous faites une certaine quantité de travail n'est en aucune façon contre-productif. Au contraire, Cela fourni les conditions nécessaires qui vous permettent d'accomplir la quantité désirée d'action par rapport au type ou à la quantité de récompenses que vous allez obtenir une fois que vous aurez terminé votre tâche.

Visualiser les récompenses est sain, en y pensant. Parce que nos esprits sont fixés sur les avantages perçus, en réalité nous nous renforçons pour devenir meilleur à faire un peu de travail. Gardez votre calme et essayez de peser les récompenses si vous voulez, si pour vous cela signifie donner un gros coup de pouce sur l'achèvement d'un travail de qualité.

3. Invitez-vous tous les jours

Chaque jour, nous nous laissons distraire par des petites choses. Que ce soit des tâches ou des activités récréatives telles que les jeux sur ordinateur, nous pouvons être certains qu'il existe des facteurs qui essaient de nous empêcher de réaliser les objectifs que nous nous fixons.

Pour contrer cela, nous devons nous inciter chaque minute à nous rappeler l'immense travail que nous devons accomplir. Les choses triviales qui vont nous distraire sont toujours là pour nous faire tomber et nous convaincre que la médiocrité est correcte, mais en réalité, cela ne l'est pas. La médiocrité engendre une vie qui n'est pas adaptée au succès, et si vous avez déjà vos priorités, vous devez compter sur le fait que vous gagnerez beaucoup à être strictement concentré sur une tâche.

Il y aura des moments de loisirs, oui, mais quand il s'agit de la réalisation des choses que vous pensez, cela donnera des choses beaucoup plus agréables que les choses que vous avez, vous feriez mieux de commencer en vous rappelant chaque jour du type de vie que vous voulez.

Les rappels se présentent sous plusieurs formes, mais rien ne vaut un journal qui se consacre exclusivement à la tâche que vous voulez accomplir. En enregistrant la progression de votre tâche, cela vous montrera constamment la proximité entre l'endroit où vous êtes et là où vous voulez être.

Une autre bonne façon de vous rappeler est de vous tenir devant le miroir et de communiquer avec votre réflexion sur la chose que vous voulez accomplir. Bien que cela puisse vous paraître étrange, cela est nécessaire si vous voulez vous concentrer sur vos objectifs. Aussi, parler à votre réflexion vous permet de vous voir à la troisième personne, comme une personne totalement différente, ce qui vous permet de vous donner un discours d'encouragement que généralement vous n'auriez pas si vous le gardiez dans votre tête.

D'autres choses peuvent minimiser les distractions, mais le meilleur conseil que vous pouvez toujours recevoir c'est que vous devez rester concentré.

Pensez à où vous voulez être, et que vous serez certain d'y arriver en peu de temps.

4. Construisez vos rêves

Tout le monde a un rêve. Même les plus pauvres et les plus démunis ont des rêves. Cela fait partie de l'expérience humaine à aspirer à quelque chose que nous connaissons et qui donnerait à notre vie un sens plus profond, affirmant l'idée que nous sommes destinés à quelque chose de plus grand que ce nous pouvons imaginer.

Les rêves ne sont que des rêves parce qu'ils existent dans notre tête. Vous voulez quelque chose, et vous vous sentez bien juste en pensant à ce sujet. Mais que diriez-vous faire quelque chose pour le réaliser ? Ce ne serait des plus euphorique d'avoir le fait de ce qui était autrefois un concept dans votre tête soit maintenant une chose que vous pouvez sentir et à laquelle vous pouvez vous fier ?

Si tel est le cas, alors ce serait pas mal de vous faire penser à la commencer. Un rêve est quelque chose que vous devriez poursuivre, et non quelque chose que vous voulez garder dans l'obscurité. En faisant ce que nous devons pour l'obtenir, nous serons bien nantis et surtout, plus disciplinés à faire bouger les choses.

Connaître les avantages d'une tâche nous aide à venir au bout d'une idée, le travail acharné nous conduit à une meilleure compréhension de nous-mêmes et à la façon dont nous abordons une idée ou un concept.

Comme nous le savons tous, faire des efforts en se basant sur le fait qu'il y aura une somme considérable d'argent ou qu'une promotion juteuse nous attend est déjà un excellent moyen de tirer le meilleur parti de nos capacités à contrôler nos désirs et nous nous efforçons pour quelque chose d'encore plus grand.

Chapitre 6. Se relever efficacement des glissades

Comme nous l'avons appris dans le chapitre précédent, rien, et je le répète, RIEN ne vient positivement. Pour ne pas vous mettre vous mettre à terre ou quoi que ce soit, il y a une façon de regarder la vie et la façon dont nous vivons, c'est de reconnaître que les choses ne vont pas bien. Apparemment, il y a plusieurs cas dans lesquels des plans et des idées sont maîtrisés par des circonstances imprévues, ces situations agissent pour mettre tout espoir de réussir à terre.

Le chemin vers le succès n'est jamais pavé de pétales de rose. C'est une route remplie de danger et de potentiels mésaventures. C'est une route dans laquelle les éléments tentent de vous ralentir, de casser votre véhicule, de vous mettre en dehors et en fin de compte vous empêcher à atteindre les objectifs que vous visez.

L'image d'une récompense peut aider, mais ce ne sera pas suffisant puisque vous devez avoir un état d'esprit tout à fait différent lors de la rencontre d'un processus qui vous pensez que ne pouvez pas continuer plus longtemps. Le fait est, que nous devons attendre à l'inattendu. Tout ce qui de terrible pourrait arriver ou arrivera, et nous saurons mieux les affronter que si nous étions mal préparés à de telles situations.

Dans tous les cas, les fautes et les erreurs peuvent nous tomber sur la tête et nous laisser une blessure comme le ferait une commotion cérébrale sur notre cerveau. Mais cela ne signifie pas tout à fait que le voyage se termine là. Comme nous l'avons déjà expliqué, il y a encore des possibilités pour vous relever des dangers et des défis, il y a des occasions où vous pouvez vous ramasser, dépoussiérer les taches de poussière de votre épaule, et devenir plus solide comme si rien n'était arrivé.

L'autodiscipline entraîne aussi un désir de renaître de ses cendres et ramasser de l'endroit où vous avez laissé. C'est la marque de toute personne qui a réussi à faire usage de ses nombreuses facultés à se perfectionner. Comme dans le cas des nombreux dirigeants ayant du succès dans les affaires, la politique et la culture, les échecs sont un élément crucial du succès. Au contraire de les voir comme des moments où nous sommes à notre plus faible niveau, nous devrions les voir comme d'importantes possibilités d'amélioration.

Le développement de nos talents et la transposition d'une idée dans le monde réel doit impliquer une mesure d'échec. Les deux sont soumis à des situations potentiellement désastreuses qui peuvent laisser toute personne saine d'esprit à l'inintelligence. Encore faut-il comprendre que vous devez utiliser ces échecs comme des points de discussion éducatifs. Mais avant cela, vous aurez besoin de savoir exactement comment récupérer d'un point désastreux qui pourrait briser votre autodiscipline.

1. Ignorer le problème

Que ce passe t'il lorsque nous sommes confrontés à un problème ? Bien sûr, nous utilisons nos têtes pour le résoudre de manière efficaces et bien conçus. Mais si le problème devient une situation incontrôlable où la seule façon logique est de faire face à elle ?

Eh bien, dans ce cas, n'importe qui pourrait simplement hausser les épaules et se déplacer en dehors. Aussi simple que cela. Nous résolvons les problèmes parce que nous le devons. Et pour cela, nous devons d'abord comprendre l'idée que les problèmes ont leurs propres points de faiblesse. Ce sont des domaines dans lesquels nous pouvons exploiter et réduire un problème particulier en termes gérables. Mais quand la question devient un défi plus important qui ne nécessite pas une panacée, la seule chose à faire est d'accepter les conséquences et de passer à autre chose.

Par exemple, vous pourriez ne pas dire quoi que ce soit à votre patron surtout quand il se plaint de la qualité du travail que vous mettez dans le projet. Vous pouvez commencer par vous blâmer pour cela, et commencez à penser que le passage à tabac verbal que vous obtenez du patron est un karma bien mérité qui s'exprime dans ce milieu de travail moderne. Vous n'en ferez rien, sauf à accepter le sermon comme un chien qui vient de déchirer les rideaux en lambeaux. Après cela, attendez que vos émotions se calment. Le pire est passé. Prenez une grande respiration, retournez à votre bureau, et concentrez-vous sur les autres choses qui doivent être faites. Le sermon, après tout, est venu comme un moyen utile pour vous garder motivé, pour vous rappeler que le succès vient à ceux qui font preuve d'une forte volonté à le rendre possible.

2. Apprenez de vos erreurs

Chaque fois que vous rencontrez une mauvaise situation, ne la laissez pas vous mettre à terre. Pensez toujours à la façon dont cela va vous aider à retrouver un sens du devoir non seulement pour vous-même mais envers les autres qui voient votre importance.

Nous nous faisons à l'échec parce que nous devons grandir. Nous devons nous rappeler en permanence que nous sommes capables de nous développer à chaque fois que nous tombons. Pensez-y une seconde, comme les enfants, nous apprenons par l'expérience des choses que nous vivons, plus tard, nous les voyons avec une clarté raffinée. Nous savons trop bien que toucher un fer chaud causerait de graves brûlures, et nous savons trop bien que la mauvaise conduite nous mène nulle part. Nous avons été punis à l'époque, mais seulement parce que nous devons comprendre que les réalités sociales exigent de filtrer le bon du mauvais. Dans ce cas, faire une erreur ne doit pas être le temps dans lequel vous devenez sentimental, et croire que les gens ont pris le parti de ne voir que vos défauts. Ce sont précisément les mauvaises choses qui vous permettent d'en apprendre davantage sur le monde autour de vous.

Plus tard, nous avons adapté cette pensée à notre vie. En tant qu'adultes, nous savons trop bien que d'être paresseux et que la procrastination ne nous mènera nulle part, que cela nous placerait dans une situation où l'évasion est difficile, et que ce ne servirait qu'à alimenter une attitude refusant de reconnaître l'importance du travail.

Avec cela, nous devons savoir comment faire de nos erreurs des points où nous pouvons apprendre. Nous devrions les prendre comme un exemple de ce que cela va nous apporter en termes de connaissances afin d'éviter de faire les mêmes erreurs. Donc, à chaque fois que vous sentez que l'échec vous a épinglé, analysez ce qui s'est mal passé et assurez-vous toujours d'utiliser ce que vous avez recueillis de cette expérience pour faire votre propre auto amélioration.

3. Tout va pour le mieux

Il est vrai que l'autodiscipline est plus un problème qui entoure la façon de commencer. Mais comment continuer à faire quelque chose, d'autre part, est une autre question, bien que l'autodiscipline ai encore une participation importante en cela.

Dans tous les efforts humains, nous ne pouvons jamais vivre sans avoir à penser à des choses qui se passe dans le sens opposé. Nous sommes idéalistes à notre façon, mais nos vulnérabilités nous font pointer vers le côté sombre de l'ambition. Les échecs ne manquent pas, et ils hantent tous ceux qui cherche à cultiver un meilleur sens de lui-même. Il est important pour les gens, tout d'abord, de reconnaître leurs fautes et, deuxièmement, d'essayer de comprendre qu'ils font partie d'un grand projet qui vise à nous rendre maîtres de notre propre vie. Pour la plupart, l'idée principale est pour les gens de penser qu'il existe des échecs parce que tout est parfait. Mais nous devons aussi reconnaître le fait que sans eux la vie va mieux tout au long du chemin.

Être incertain est une telle condition répandue dans cet univers que nous préférons la sacrifier pour vivre une exempte de défis. Mais quelle serait la vie sans la présence du mal ? Serait-elle aussi excitante qu'elle l'est ? Apparemment non, parce que ce qui rend l'existence belle, c'est le fait que nous faisons quelque chose pour nous rendre plus émotionnellement et intellectuellement inflexible. Et rien ne peut changer ce fait.

Donc, à chaque fois que vous vous sentez battus par les pressions de la vie, pensez à la façon dont cela deviendra meilleur au fur et à mesure que le temps passe parce que la vie n'est pas toujours là pour vous pousser en dehors. Elle est également là pour vous donner un bouquet de fleurs à chaque fois qu'elle en a envie.

Donnez à la vie une chance parce qu'elle finit par s'améliorer un jour.

4. Construire une base émotionnelle efficace

Ce que cela signifie est que vous devez trouver les personnes qui sont la source de votre inspiration. Pendant une grande partie de votre vie, vous avez rencontré de nombreuses personnalités tout en grandissant. Vous avez appris que le fait d'avoir une famille est important car c'est le premier cercle social que vous rencontrez, et accessoirement le plus intime, le plus proche de votre cœur. Parce qu'à chaque fois que la vie vous fait tomber, vous avez toujours un groupe de personnes que vous pouvez aller voir pour vous soutenir.

Si une tâche ou un projet semble trop intimidant, pensez toujours que vous n'êtes une île. Vous n'êtes pas seul puisque vous avez nourri des relations qui ont un sens pour vous, avec en valeur ce que vous êtes. En dehors de la famille, vos amis les plus proches sont aussi ceux-là mêmes sur qui vous pouvez compter pour la force émotionnelle. Ils vous connaissent trop bien. Vous le savez, sans doute, plus que vous ne vous connaissez. Dans ce cas, si vous tombez en courant vers vos objectifs, vous pouvez toujours exprimer vos frustrations aux personnes qui s'en soucient et leur solliciter des conseils. Ils connaissent notre valeur, et ils savent très bien que vous êtes quelqu'un qui est capable de grandes choses.

5. Se tourner vers la spiritualité

Enfin, mis à part les gens qui sont proches de votre cœur, il y a, la croyance. La religion vous donne sens, et la plupart des gens, croire en une doctrine choisie leur donne la force de surmonter un problème et de se relever de ce qui semble être une situation désespérée. La foi est, après tout, un élément qui permet aux gens de faire ce qu'ils pensent qu'ils ne peuvent pas faire. Pour cette raison, vous aurez besoin de trouver du temps pour une méditation saine.

Passer du temps seul en essayant de se remettre d'une épreuve stressante est essentielle si vous voulez aborder le monde avec un sens renouvelé et faire avancer les choses. Se mettre en retrait des affaires du monde pour passer du temps avec vos propres pensées vous permet d'obtenir le processus nécessaire de rajeunissement pour que de cette façon que vous revenez poursuivre votre objectif mieux que jamais. Vous serez en mesure de penser clairement et d'améliorer votre capacité à aborder les problèmes qui surgissent sur votre chemin.

De plus, passer du temps avec d'autres personnes spirituelles et discuter de comment la foi vous aide tout au long des nombreux essais et défis qui ont testé votre système de croyances, vous permettra d'être plus sensible aux choses qui vous donnent le bonheur. Pensez toujours à la façon dont vous allez vous relever de ces essais avec le soutien de vos croyances.

Certaines personnes peuvent s'en moquer avec l'idée que la spiritualité ne fait rien pour aider les gens à faire face aux erreurs qu'ils ont commises, mais c'est parce qu'ils ne l'on pas choisi. Pour les personnes qui adhèrent à un système de croyances, il est utile de savoir que vous n'êtes pas seul et vous êtes destiné à une identité plus importante que le monde seul ne pouvait pas donner.

Dans les faits, les erreurs se produisent pour de meilleures raisons, dont l'une est qu'elles nous permettent de nous développer en une meilleure personne. Alors que nous nous efforçons toujours à tendre vers la perfection, nous ne pouvons pas nous séparer du fait de la réalité sous-jacente de la vie, qui est l'imperfection. Tout peut arriver brusquement, en nous prenant souvent par surprise. Mais ce Nest qu'un bref soupir. Nous sommes surpris, mais pas pour longtemps, car après cela, nous nous retrouvons sur la voie qui mène à la réalisation des idées, des buts, des objectifs et à faire prospérer des projets.

En substance, l'expérience d'une glissade de temps en temps nous permet une compréhension plus profonde de nous-mêmes. Cela nous permet de connaître nos points faibles et nos points forts, et cela fournit les bonnes conditions qui permettront de nous améliorer dans les domaines pour lesquels nous procurons le meilleur de nous-même et de fermer les domaines dans lesquels nous sommes au plus bas.

Le fait demeure que nous faisons des erreurs de temps en temps, mais cela ne veut pas dire de prendre chaque petite erreur que nous avons faite entraîne un sabotage de nos rêves. Au contraire, ces échecs sont un témoignage de notre force et de la façon dont nous sommes disciplinés à faire des choses dans nos vies autant que possible.

Comme beaucoup de gens diraient, « *Carpe Diem* » (*p*rofitez du moment présent) et faites ce que vous pouvez pour rendre votre vie plus significative et engageante.

Chapitre Bonus. Apprenez à connaitre la vraie vie de la Fitspiration

La « Fitspiration » est une méthode dans laquelle vous puisez la source d'inspiration dans la vie quotidienne, en utilisant des dictons, des passages et des citations relatives à l'idée que vous améliorer est un moyen crucial de faire avancer les choses. Devenir plus autodiscipliné est un effort qui, pour la plupart d'entre nous, nécessite beaucoup de courage. Dans de nombreux cas, les gens disent que cela est difficile et compliqué, quand la personne même qui les tire vers le bas est eux-mêmes.

Pour cette raison, nous avons tous besoin d'un coup de main de temps en temps. Il n'y a rien de mieux que d'avoir des gens autour de nous pour soutenir notre quête d'une plus belle vie.

Passons en revue quelques-uns de ces meilleurs « Fitspiration » pour passer à travers les défis que nous devons relever.

« Pensez aux conséquences si vous ne faites rien. »

Apparemment, cela est quelque chose où nous pouvons tous être d'accord. L'homme d'action est celui qui sait que les récompenses sont là pour celui qui les prends. C'est juste une question de se lever et de faire la première étape cruciale pour tout rendre possible.

« L'ambition est comme une dépendance. Une fois qu'elle est en vous, votre corps en a besoin ».

Ce que suggère cette citation c'est le fait que lorsque nous avons de l'ambition, nous sommes prêts à tout faire pour y arriver. Il suffit de penser à cela : Vous ne pouvez pas être ambitieux si vous ne faites rien pour la réaliser. Mais une fois que vous êtes concentré et que vous avez apprêté votre esprit sur l'idée même de l'ambition, vous sentez que votre corps, ainsi que votre esprit, est obligé de faire tout ce qu'il faut pour l'acquérir.

« La discipline c'est de choisir ce que vous voulez et ce que vous ne voulez plus. »

Celui-ci résume parfaitement ce que la discipline devrait être. Nous avons discuté plus tôt que la discipline est quelque chose qui est formé. Ce n'est pas toujours une qualité innée, mais au contraire, c'est quelque chose que nous devons nous préparer à avoir. Maintenant, lorsque nous sommes confrontés à une tendance à réaliser ce qui est le mieux pour nous, nous ne devrions jamais être dérangé par une distraction. Notre objectif est d'accomplir, peu importe quoi. Nous savons que nos objectifs personnels sont là pour nous guider vers la réalisation de ce que nous voulons pour nous-mêmes. Et nous sommes certains que ce que nous voulons le plus, c'est le meilleur que nous pouvons fournir à nous-mêmes.

Mots de la fin

Merci encore d'avoir acheté ce livre !

J'espère vraiment que ce livre est en mesure de vous aider.

La prochaine étape est de **vous joindre à notre bulletin électronique** pour recevoir des mises à jour sur les nouvelles versions de livres ou les promotions à venir. Vous pouvez vous y inscrire gratuitement et en prime, vous recevrez également notre livre « Erreurs de remise en forme, vous en faites sans le savoir » ! Ce livre bonus analyse les erreurs de conditionnement physique les plus courantes et démystifie la complexité et la science de remise en forme. Avoir toutes ces connaissances de remise en forme et de sa science classée dans un livre étape par étape avec des actions pour vous aider à démarrer dans la bonne direction votre parcours de remise en forme ! Pour vous joindre à notre bulletin électronique gratuit et prendre votre livre gratuit, s'il vous plaît visitez le lien suivant et inscrivez-vous : **www.hmwpublishing.com/gift**

Aussi, si vous avez aimé ce livre, je voudrais vous demander une faveur, seriez-vous assez aimable pour me laisser un commentaire sur ce livre ? Ce serait vivement apprécié !

Merci et bonne chance dans votre parcours !

À propos du co-auteur

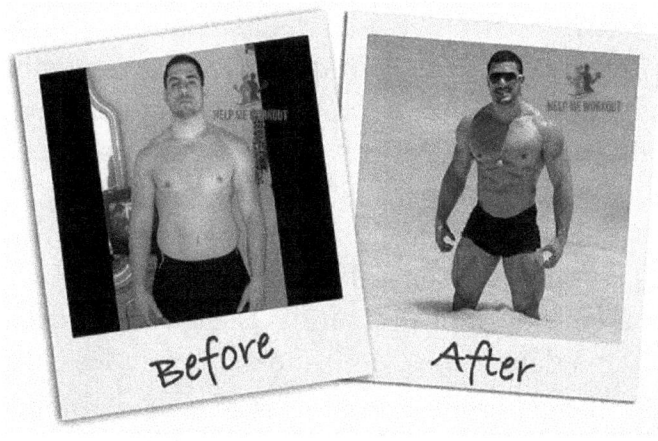

Mon nom est George Kaplo, je suis un coach (entraîneur personnel) certifié de Montréal, Canada. Je vais commencer par dire que je ne suis pas le plus grand gars que vous n'aurez jamais rencontré et cela n'a jamais vraiment été mon objectif. En fait, je commencé à travailler pour surmonter ma plus grande insécurité quand j'étais plus jeune, qui était ma confiance en soi. Cela était dû à ma taille, mesurant seulement 5 pieds 5 pouces (168cm), cela m'a poussé vers le bas pour tenter quoi que ce soit que je voulais réaliser dans la vie. Vous pouvez passer au travers des difficultés en ce moment, ou vous pouvez tout simplement vous mettre en forme, et je peux certainement le raconter.

Personnellement, je me suis toujours un peu intéressé au monde de la santé et de la remise en forme et je voulais gagner un peu de muscle en raison des nombreuses brimades de mon adolescence sur ma taille et mon corps en surpoids. Je me suis dit que je ne pouvais rien faire de ma taille, mais que je pouvais faire quelque chose sur ce à quoi mon corps ressemblait. Ce fut le début de mon parcours de transformation. Je ne savais pas où commencer, mais je me suis lancé. Je me sentais inquiet, parfois j'avais peur que d'autres personnes se moque de moi si je faisais les exercices dans le mauvais sens. J'ai toujours souhaité avoir un ami à côté de moi qui serait assez bien informé pour m'aider à démarrer et pour me « montrer les cordes. »

Après beaucoup de travail, d'études et d'innombrables essais et erreurs. Certaines personnes ont commencé à remarquer que je devenais de plus en plus en forme alors que je commençais à former un intérêt vif pour le sujet. Cela a conduit beaucoup d'amis et de nouveaux visages à venir me voir et à me demander des conseils de remise en forme. Au début, il semblait étrange quand les gens me demandaient de les aider à se mettre en forme. Mais ce qui m'a gardé est quand ils ont commencé à voir des changements dans leur propre corps et qu'ils m'ont dit que c'est la première fois qu'ils voient des résultats concrets ! À partir de là, plus de gens ont continué à venir à moi, et cela m'a fait prendre conscience après avoir lu tant et étudier dans ce domaine que cela m'a aidé, mais aussi que cela m'a permis d'aider les autres. Je suis maintenant un entraîneur personnel entièrement certifié et j'ai formé de nombreux clients à ce jour qui ont obtenu des résultats étonnants.

Aujourd'hui, mon frère Alex Kaplo (également un entraîneur personnel certifié) et moi, possédons et exploitons cette entreprise d'édition, où nous amenons les auteurs passionnés et les experts à écrire sur des sujets de santé et de remise en forme. Nous organisons également un site de remise en forme en ligne « HelpMeWorkout.com » et j'aimerais vous y connecter en vous invitant à visiter notre site Web à la page suivante et en vous inscrivant à notre newsletter via votre email (vous allez même obtenir un livre gratuit).

Mais l'on n'a rien sans rien, si vous êtes dans la position où j'étais au début et que vous voulez quelques conseils, n'hésitez pas à demander ... Je serai là pour vous aider !
Votre ami et entraîneur,

George Kaplo
Entraîneur personnel certifié

Téléchargez un autre livre gratuitement

Je tiens à vous remercier d'avoir acheté ce livre, c'est pourquoi, je vous offre un autre livre (tout aussi long et utile que ce livre), « Erreurs de santé et de remise en forme : Vous en faites sans le savoir », totalement gratuitement.

Visitez le lien ci-dessous pour vous inscrire et le recevoir :
www.hmwpublishing.com/gift

 Dans ce livre, je mets en évidence les erreurs de santé et de remise en forme les plus courantes, que probablement vous commettez en ce moment même, et je vais vous révéler comment vous pouvez facilement obtenir une meilleure forme dans votre vie !

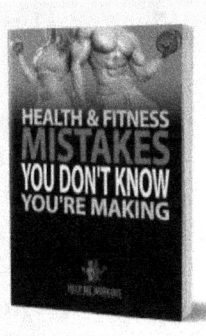

En plus de ce cadeau utile, vous aurez aussi l'occasion d'obtenir nos nouveaux livres gratuitement, de concourir pour des cadeaux, et de recevoir d'autres e-mails utiles de ma part. Encore une fois, visitez le lien pour vous inscrire : **www.hmwpublishing.com/gift**

Droit d'auteur 2017 par HMW Publishing - Tous droits réservés.

Ce document par HPM Publishing appartenant à la société A & G Direct Inc, vise à fournir de l'information exacte et fiable en ce qui concerne le sujet et émettre couvert. La publication est vendue avec l'idée que l'éditeur n'est pas tenu de rendre la comptabilité, officiellement autorisé, Ce document de HPM Publishing appartenant à la société A & G Direct Inc, vise à fournir de l'information exacte et fiable en ce qui concerne le sujet et les problèmes couvert. La publication est vendue avec l'idée que l'éditeur n'est pas tenu responsable, officiellement autorisé, ou non, des services qualifiés. Si des conseils sont nécessaires, juridiques ou professionnels, une personne pratiquant la profession doit être recommandé.

A partir d'une déclaration de principes qui a été acceptée et approuvée également par un comité de l'Association du Barreau américain et un Comité des éditeurs et des associations.

En aucun cas, il est légal de reproduire, dupliquer ou transmettre une partie de ce document que ce soit par des moyens électroniques ou que ce soit en format imprimé. L'enregistrement de cette publication est strictement interdit, et tout stockage de ce document n'est pas autorisé, sauf avec la permission écrite de l'éditeur. Tous droits réservés.

L'information fournie est indiquée pour être honnête et cohérente, toute responsabilité, en termes de manque d'attention ou autrement, par toute utilisation ou abus de toute conditions, des processus ou des directions contenues sont de la responsabilité solitaire et totale du lecteur destinataire. En aucun cas, la responsabilité légale ne peut être invoqué de même que la faute de l'éditeur pour une réparation, des dommages ou des pertes financières en raison des informations présentes que ce soit directement ou indirectement.

Les informations sont présentées ici à titre d'information uniquement, et c'est universel comme cela. La présentation de l'information est sans contrat ou tout autre type d'assurance de garantie.

Les marques de commerce utilisées sont sans consentement, et la publication de la marque est sans autorisation ou soutien du propriétaire de la marque. Toutes les marques et marques déposés décrites dans ce livre ont un but de clarification et restent la propriété des propriétaires eux-mêmes, elles ne sont pas affiliées à ce document.

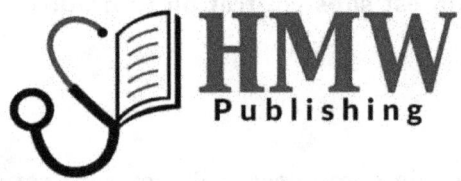

Pour d'autres excellents livres visitez :

HMWPublishing.com

www.ingramcontent.com/pod-product-compliance
Lightning Source LLC
Chambersburg PA
CBHW070724030426
42336CB00013B/1913